DE QUELQUES ACCIDENTS

CONSÉCUTIFS AUX

EXPLORATIONS VAGINALES

PAR

Gabriel FÉLISSENT,
Docteur en médecine de la Faculté de Paris.

PARIS
A. PARENT, IMPRIMEUR DE LA FACULTÉ DE MÉDECINE
29-31, RUE MONSIEUR-LE-PRINCE, 29-31

1878

DE QUELQUES ACCIDENTS

CONSÉCUTIFS AUX

EXPLORATIONS VAGINALES

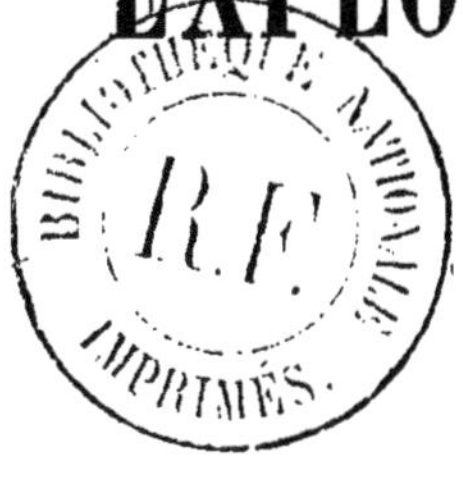

PAR

Gabriel FÉLISSENT,
Docteur en médecine de la Faculté de Paris.

PARIS
A. PARENT, IMPRIMEUR DE LA FACULTÉ DE MEDECINE
29-31, RUE MONSIEUR-LE-PRINCE, 29-31

1878

A MON PÈRE ET A MA MÈRE

A MON MAITRE

M. LE PROFESSEUR VERNEUIL

DE QUELQUES ACCIDENTS

CONSÉCUTIFS AUX

EXPLORATIONS VAGINALES

La plupart des auteurs qui se sont occupés des maladies de l'utérus signalent des accidents plus ou moins graves survenus inopinément, alors que rien ne pouvait faire prévoir de telles complications. Tandis qu'un grand nombre d'observations leur permettent d'affirmer la bénignité relative des opérations pratiquées sur le col de l'utérus, quelque terrible déboire, à la suite d'une manœuvre qui semblait inoffensive, les oblige à faire des réserves.

Ici c'est une cautérisation simple du col, là l'emploi d'un pessaire, un examen au spéculum ou bien un toucher vaginal qui ont été suivis de mort; et chacun cherche à donner de ces faits une explication plausible.

Nous allons citer quelques-uns de ceux qui y ont le plus insisté.

Bernutz et Goupil sont très-affirmatifs à ce sujet : « Il faut avoir toujours présent à l'esprit que la plus simple opération pratiquée sur l'utérus peut, très-exceptionnellement sans doute, mais peut entraîner la mort en quelques jours. » (1)

Aran (2) signale le danger qu'il y a d'agir sur le col de l'utérus dans certaines circonstances : « Ne croyez pas, dit-il (p. 563), à l'innocuité absolue de ces cautérisations, et gravez surtout en votre mémoire que le fait de la présence d'un travail inflammatoire chronique dans les annexes, ou au pourtour de l'utérus, constitue une espèce de foyer assoupi dont la flamme peut se réveiller, gagner au loin et produire le plus terrible incendie. » Et encore (p. 640) : « L'inflammation de la trompe, aiguë ou chronique, expose les femmes à être prises de péritonite... Or, ces péritonites peuvent éclater sous les influences les plus légères, par les causes les plus futiles, et surtout dans les cas d'intervention chirurgicale sur l'utérus. »

Nonat (3) professe les mêmes idées : « Si on constate l'existence d'une complication péri-utérine, il faut absolument s'abstenir, au début, de pratiquer l'opération la plus simple ou de porter un instrument quelconque, soit dans le vagin, soit sur le col de l'utérus, soit dans la cavité de cet organe.

« L'expérience démontre formellement que, dans

(1) Bernutz et Goupil. Maladies des femmes, t. , p. 319.

(2) Aran. Leçons cliniques sur les maladies de l'urérus et de ses annexes.

(3) Nonat. Coexistence fréquente des maladies de l'utérus et des lésions de la région péri-utérine.

les cas de ce genre, les accidents les plus graves peuvent être produits par la présence d'un pessaire intra-vaginal, l'application des caustiques sur le col de l'utérus, l'introduction dans la cavité utérine d'une sonde, d'une curette, d'un porte-caustique, d'un redresseur, et, à plus forte raison, par la cautérisation profonde du col utérin avec la potasse caustique et le fer rouge. »

Des idées analogues se trouvent encore exposées dans les auteurs suivants, auxquels nous renvoyons le lecteur pour ne pas multiplier les citations : Pauly (1), Verjus (2), Sabir (3), Batut (4), Babut (5), Sims (6), J. Guyot (7), Siredey (8), Saint-Vel (9), etc.

Enfin, en 1867, M. Guéniot s'exprimait ainsi à la Société anatomique : « Bien que, d'une façon absolue, l'opération qui consiste à enlever un polype paraisse bénigne, cette bénignité n'est qu'apparente, toutes les fois qu'on pratique une opération sur un utérus qui se trouve environné de quelque production morbide, quelle qu'en soit la nature. »

Comme on le voit, les gynécologistes que nous avons

(1) Traité des maladies de l'utérus d'après les leçons cliniques de Lisfranc.

(2) Thèse de Paris, 1844.

(3) Thèse de Paris, 1847.

(4) Thèse de Paris, 1850.

(5) Thèse de Paris, 1850.

(6) Notice snr la chirurgie utérine, 1866, trad. fr.

(7) Thèse de Paris, 1856.

(8) Thèse de Paris, 1860.

(9) Gazette hebdomadaire, 1869.

cités jusqu'à présent reconnaissent aux faits dont ils nous parlent une même cause, la présence, autour de l'utérus d'un état inflammatoire chronique ou aigu.

Leteinturier (1), en 1872, et M. Seuvre (2), en 1874, dans deux bonnes thèses, auxquelles nous ferons quelques emprunts, ont rapporté plusieurs observations d'accidents consécutifs à de simples manœuvres pratiquées dans le vagin, accidents qu'ils expliquent d'une façon un peu différente. Pour eux, il existe toujours aussi une affection péri-utérine, seulement cette affection est souvent une tubite purulente, et une excitation partie du col détermine, par action réflexe, une contraction exagérée des trompes, qui versent dans le péritoine leur contenu purulent.

M. le professeur Verneuil, en 1873, présentant à la Société anatomique un polype de l'utérus recueilli chez une femme morte de péritonite à la suite d'un simple toucher, rapporte trois faits analogues, et en donne une tout autre explication. Il pense qu'il y a une érosion faite dans le toucher, si réservé qu'il soit, et absorption des produits septiques des surfaces ulcérées. Depuis lors, quatre élèves de M. Verneuil, MM. Dehenne (3), Loison (4), Bouilly (5), Depasse (6), dans

(1) Leteinturier. Du danger des opérations pratiquées sur le col de l'utérus. Th. Paris, 1872.

(2) Seuvre. Recherches sur l'inflammation des trompes utérines, 1874.

(3) Dehenne. De quelques explorations chirurgicales inutiles et dangereuoes, 1876.

(4) Loison. Blessure des foyers pathologiques purulents, 1876.

(5) Bouilly. Des lésions traumatiques portant sur des tissus malades, 1877.

(6) Depasse. Essai sur quelques causes des calamités chirurgicales à la suite des opérations les plus légères, 1877.

d'excellentes thèses faites, il est vrai, sur d'autres sujets que celui que nous traitons, y ont touché incidemment et ont développé les idées du savant maître.

Nous n'avons pas à nous prononcer ici sur la valeur de ces différentes interprétations ; cette discussion fera l'objet d'un chapitre spécial de pathogénie. Disons, seulement, que nous avons été frappé de voir expliqués de façons si diverses, par les différents chirurgiens qui les avaient observés, des faits qui nous paraissaient semblables.

Nous avons songé, dès lors, à réunir ces faits et à chercher, d'après leur étude comparative, s'ils ne sont que des accidents, des cas de coïncidence sans relation de cause à effet, ou si l'on peut, au contraire, les attribuer à une cause commune, et partant les éviter ou les rendre plus rares.

Afin de limiter le champ de la discussion, nous avons laissé de côté les observations qui, en nous entraînant dans un autre ordre d'idées, eussent rendu moins facile et moins nette cette étude, et nous nous sommes borné aux accidents dus à l'exploration vaginale, entendant par ce mot exploration toutes les manœuvres pratiquées dans le vagin, soit comme moyen d'investigation, soit comme moyen thérapeutique, mais en dehors de toute cautérisation et de toute intervention sanglante; tels sont le toucher, l'examen au spéculum, l'action de placer ou de retirer un pessaire, etc.

Nous aurions pu rapporter aussi bon nombre d'observations d'accidents dus au cathétérisme utérin ; nous ne l'avons pas fait, d'abord parce que ces accidents sont souvent d'un autre ordre que ceux dont nous nous occupons (hémorrhagie, perforation, quelquefois avortement), en second lieu, parce que la question a été très-bien traitée par M. Dehenne, dans sa thèse, et surtout parce que les faits que nous avons en vue offrent au point de vue étiologique des particularités intéressantes.

Nous ne pouvons mieux faire que de rappeler la conclusion de M. Dehenne : « En résumé, de l'exposé de ces faits que pouvons nous conclure ? Nous, jeunes médecins, qui n'avons pas en partage l'habilité de nos maîtres, emploierons-nous un moyen d'exploration dont ils se défient, pour éclairer notre diagnostic d'une lumière bien douteuse? Non, certainement non ; et, sans crainte d'une contradiction trop vive, nous croyons pouvoir rejeter le cathétérisme utérin comme méthode générale de diagnostic, en la laissant entre les mains des maîtres de l'art. » (1)

Ainsi, rassembler les observations éparses dans les auteurs, en y ajoutant les quelques faits inédits que nous avons pu recueillir, étudier comparativement ces accidents, et montrer quels moyens prophylactiques nous paraissent les plus convenables à leur opposer, tel a été notre but.

Nous remercions sincèrement ici notre ami, M. le Dr Antonin Poncet, de Lyon, des bons conseils qu'il nous a prodigués.

---

(1) Dehenne. Loc. cit., p. 57.

Obs. I. — Tumeur du col de l'utérus. Péritonite suraiguë après deux touchers successifs, mort.

Le 19 février 1861, entre à la Pitié, dans le service de M. Maisonneuve, salle Saint-Jean, Chenotte (Victoire), âgée de 33 ans, dont la mère est morte à 50 ans d'une affection cancéreuse.

Cette femme n'a présenté dans son enfance, dit-elle, d'autre affection qu'un ictère qui est survenu à l'âge de 12 ans; elle assure n'avoir eu, en particulier, aucune affection qu'on puisse rattacher à la scrofule. La première menstruation a eu lieu à l'âge de 16 ans, peu abondante et très-douloureuse. Depuis cette époque, cette femme a éprouvé dans le bas-ventre des douleurs continuelles qui s'exaspéraient à chaque période menstruelle. Les règles régulières, très-douloureuses, étaient peu abondantes et sont restées ainsi non-seulement jusqu'à son mariage, mais jusqu'à sa troisième grossesse. Mariée à l'âge de 19 ans, elle a eu dans l'espace de trois ans, trois grossesses heureuses, qui se sont terminées les unes et les autres par des accouchements faciles. Les suites des couches ont été normales; cependant c'est à la suite du troisième accouchement, survenu entre 22 et 23 ans, que les menstruations, qui jusque-là avaient été régulières, quoique difficiles, ont perdu toute régularité. Cet état a persisté jusqu'à il y a neuf mois, c'est-à-dire jusqu'à la fin de mai 1860, où alors cette femme a perdu à une de ses éqoques menstruelles beaucoup plus de sang que d'habitude.

Depuis lors, la dysménorrhée a été remplacée par de

véritables métrorrhagies qui apparaissent très-fréquemment; ce sont ces pertes plus ou moins abondantes qui ont décidé cette femme à entrer à l'hôpital.

Son facies est pâle, amaigri, elle se plaint de douleurs occupant la partie inférieure du ventre, dont les caractères, rapprochés des antécédents héréditaires de cette malade, des métrorrhagies auxquelles elle est en proie, et de l'écoulement sanieux, infect, qu'elle présente, font penser à une affection organique. Le toucher, pratiqué par M. Maisonneuve d'abord et ensuite par les deux internes du service, ne laisse aucun doute à cet égard. Le col utérin est anfractueux, saignant, surtout la lèvre antérieure qui offre une ulcération caractéristique. Les culs-de-sac vaginaux sont explorés avec soin, et l'on n'y perçoit aucune tumeur. Irrigation vaginale.

Le 21. Cette malade est encore touchée avec soin par M. Maisonneuve et l'interne du rang pour bien chercher quel est l'état du col et des culs-de-sac vaginaux qui paraissent, comme la veille, libres de toute tumeur.

Le 25. On soumet de nouveau, après quatre jours de repos, cette malade à une exploration : *elle est touchée par deux personnes seulement*, aussi méthodiquement que les premières fois et sans que l'examen soit plus prolongé que le 21. La malade ne se plaint pas que cette exploration soit plus sensiblement douloureuse pour elle que les précédentes. Trois heures ne s'étaient pas écoulées depuis cette exploration que cette malade est prise d'un frisson, de douleurs abdominales beaucoup plus vives que ses douleurs habituelles, et enfin de nausées.

Le 26. Fièvre intense; nausée; vomissements verts; ballonnement du ventre; douleurs vives à la pression. — Limonade; glace; frictions avec onguent napolitain sur le ventre.

Le 27. Fièvre plus intense; langue sèche; soif vive; vomissements porracés continuels. Le ballonnement de l'abdomen est plus considérable; les couvertures gênent la malade qui les compare à un poids qu'elle aurait sur le ventre. Même prescription.

La malade meurt le 28, à huit heures du matin.

Autopsie. — Vingt-six heures après la mort. Péritonite généralisée. Une grande quantité de pus et de fausses membranes remplit la cavité abdominale, mais il n'existe d'adhérences dans aucun point.

Ulcération cancéreuse du col, mais qui n'a envahi ni le corps de l'utérus, ni les culs-de-sac du vagin.

Les parois du corps de la matrice sont notablement hypertrophiées, mais non cancéreuses, et la muqueuse, légèrement violacée, est recouverte d'un liquide épais sanguino-purulent.

Les deux trompes, très-tuméfiées et très-amincies, sont remplies de pus. L'une d'elles est même perforée en un point. L'orifice utérin est perméable des deux côtés, mais les orifices péritonéaux sont complètement oblitérés par l'adhérence intime et la soudure des franges du pavillon. La muqueuse des trompes est d'un rouge brun foncé.

Les deux ovaires sont plus gros qu'à l'état normal, et à leur coque épaissie sont appendus plusieurs petits kystes séreux. (Bernutz et Goupil, *Clinique des maladies des femmes*, t. II, p. 182).

Obs. II. — Myôme utérin. Péritonite suraiguë après un simple toucher vaginal. Mort.

Marie Dutel, célibataire, âgée de 38 ans, née à Saint-Marcel-l'Eclair (Rhône), où elle exerce la profession de cultivatrice, est entrée à l'Hôtel-Dieu de Lyon, le 10 février 1876 (salle Sainte-Anne, service de M. le professeur Desgranges).

Le début de la tumeur remonte à quatre ans; la malade s'aperçut, à cette époque, que son ventre grossissait; depuis lors, quelques rares coliques, menstruation irrégulière.

Etat général bon, pas d'amaigrissement.

11 février. La malade est examinée au moment de la visite. Le ventre est volumineux, ovoïde, le développement paraît s'être fait surtout de bas en haut, d'avant en arrière et non transversalement. A la pression, tumeur dure, un peu résistante, pas de vibrations transmises, nulle part de douleur. *M. Desgranges pratiqua le toucher vaginal avec toutes les précautions usuelles*, et reconnut, dans le cul-de-sac inférieur, la lèvre postérieure du col considérablement augmentée de volume, formant une tumeur mollasse, faussement fluctuante; elle avait été refoulée et comme étalée par le myome développé aux dépens de la paroi postérieure et du bas-fond de l'utérus. La lèvre antérieure, amincie, donnait, au doigt passé au-dessous d'elle, la sensation d'une corde fibreuse de 3 à 4 millimètres d'épaisseur.

Je fis, après M. Desgranges dont j'étais le chef de clinique, un second toucher vaginal.

Un double toucher vaginal, à quelques secondes d'intervalle, fut la seule exploration à laquelle on soumit la malade.

Cet examen eut lieu vers les neuf heures du matin ; la nuit suivante, vers les onze heures du soir, la malade qui, à la contre-visite de quatre heures, avait accusé un peu de malaise, fut prise d'un frisson violent, puis de fortes coliques, de vomissements.

Le 12. La malade est dans un état des plus alarmants, facies grippé, anxieux. Elle est dans une agitation extrême, et ne peut rester ni assise ni couchée; l'ensemble des symptômes qu'elle présente rappelle ceux de certaines formes de gangrène foudroyante. Pouls petit, 120; ventre ballonné, très-douloureux à la plus légère pression; vomissements continuels.

Le 13. La nuit a été très-agitée, face cyanosée, dyspnée, vomissements, pouls imperceptible. Mort à midi, quarante-huit heures après le début des accidents.

Autopsie.— Il existe dans le petit bassin une quantité assez notable d'un liquide séro-sanguinolent d'une coloration brun foncé; la quantité de liquide peut être évaluée à un demi-litre environ.

On ne voit nulle part d'exsudat, de fausses membranes; la séreuse péritonéale paraît dépolie, moins brillante qu'à l'état normal. Aucune adhérence de la tumeur. Cette dernière est absolument confondue avec l'utérus, qui ressemble à un utérus à la fin de la gestation et qui est considérablement augmenté de volume. On enlève aisément la tumeur.

Poids, 12 kilogrammes ; hauteur, 0,42; largeur, 0,30. Elle forme une masse unique, ovoïde, régulière. Quant à la tumeur mollasse que l'on sentait par le toucher vaginal, elle n'est autre que la lèvre postérieure du col, augmentée de volume, étalée par le fait du développement de la masse morbide dans son épaisseur. La muqueuse, à ce niveau, est épaissie, très-vasculaire.

La cavité utérine est ouverte sur un long stylet que l'on fait pénétrer par le col; on reconnait alors qu'elle est réduite à un espace triangulaire, dont un des côtés, celui qui aboutit à la trompe droite, remonte très-haut. Mesurée suivant cette direction, la longueur de la cavité utérine n'est pas moindre de 30 centimètres.

Sur une coupe antéro-postérieure, on voit que la tumeur circonscrit complètement toute la cavité utérine, mais c'est aux dépens de la paroi postérieure et du bas-fond de l'organe qu'elle s'est développée ; on ne trouve plus, en effet, dans ces divers points, de trace de la paroi utérine, et le myome est directement recouvert par le péritoine. A la partie antérieure, la paroi de l'utérus est, au contraire, hypertrophiée, elle va en s'amincissant de bas en haut, mesurant, dans sa plus grande épaisseur, 3 et 4 centimètres. D'une teinte gris blanchâtre, la muqueuse utérine ne nous a pas paru altérée.

Les trompes et les ovaires étalés à la surface l'utérus n'offraient aucune particularité.

La tumeur est constituée par un tissu fibroïde, blanchâtre, dur ; sur une surface de section, elle paraît formée par de gros faisceaux d'appareuc fibreuse, irrégulièrement disposés et séparés les uns des autres par un tissu celluleux lâche, peu abondant. Au milieu de ces lobules cheminent de gros vaisseaux, des veines volumineuses, dont quelques-unes restent béantes comme les sinus utérins. L'examen histologique nous a montré que les lobules étaient formés par des fibres musculaires lisses, et qu'il s'agissait d'un myôme lobulé. (Dr A. Poncet, *Gazette médicale* de Paris, 16 mars 1878).

Obs. III. — Enlèvement d'un pessaire. Péritonite. Mort.

Hélouis (Mélanie), âgée de 46 ans, blanchisseuse, entre le 6 août 1872 à l'hôpital Cochin, service de M. Després, salle Saint-Jacques, dans le but de se faire traiter pour un polype de l'utérus.

Le toucher, pratiqué trois ou quatre jours après l'entrée de la malade fait reconnaitre dans le vagin la présence d'un pessaire incrusté; la malade le portait depuis deux ans et ne l'avait pas retiré depuis fort longtemps.

Après avoir ordonné un grand bain, fait des lavages à l'eau chaude et employé toutes les précautions désirables, M. Després retire le pessaire *très-facilement avec le doigt*, et sans faire sortir une seule goutte de sang. Il constate alors la présence d'un polype folliculaire, allongé et qui pénétrait dans le pessaire de plusieurs centimètres.

L'état de la malade étant satisfaisant, M. Després résolut d'enlever le polype quelques jours plus tard; mais, à partir du jour où fut pratiqué cet examen, la malade ressentit un malaise général ; puis vinrent de la douleur dans le ventre, quelques vomissements, de la fièvre, etc. Ces symptômes s'accentuèrent lentement jusqu'au 22 août et à cette époque on trouvait réunis tous les signes de la péritonite. Celle-ci suivit toujours une progression lente, mais continue, et la malade succomba le 7 septembre.

A l'autopsie on trouva des fausses membranes et du pus dans la cavité péritonéale. (Communication orale de M. Després.)

Obs. IV (1). — Métrite cervicale légère. Insufflation d'alun. Péritonite. Mort.

Une femme de 30 ans environ entre à la Maison de santé (maison Dubois), dans le service de M. le Dr Besnier pour se faire traiter d'une affection utérine fort légère. Cette femme en effet, se plaint seulement d'avoir des pertes blanches, — pas d'affection utérine antérieure, — pas d'accouchement récent.

On ne constate pas autre chose qu'un peu de métrite cervicale. M. Besnier ayant introduit le spéculum dans le vagin, *projette sur le col, à l'aide d'une poire en caoutchouc, un peu de poudre d'alun*. Quelques heures après cette insignifiante opération la malade est prise de frisson, douleurs, vomissements, et présente bientôt tous les symptômes d'une péritonite aiguë généralisée à laquelle elle succombe le surlendemain.

L'autopsie n'a pu être faite.

(1) Due à l'obligeance de M. le Dr Remy, alors interne du service.

M. le Dr Ledouble, professeur suppléant à l'Ecole de médecine de Tours, ancien interne des hôpitaux et de la Maternité de Paris, a bien voulu nous communiquer les deux observations suivantes. La première lui est personnelle ; la seconde a été recueillie par lui dans le service de M. le professeur Richet, alors qu'il était son interne.

Obs. V. — Toucher et spéculum. Péritonite aiguë généralisée. Mort.

Il y a deux mois, j'étais appelé avec un de mes confrères auprès d'une femme atteinte d'une tumeur fibreuse de l'utérus. Cette femme âgée de quarante-cinq ans, était robuste, mais depuis quelque temps elle était devenue pâle, anémique, par suite de métrorrhagies multiples.

La tumeur fibreuse, qui siégeait vers l'ouverture du col, à la face interne de la lèvre postérieure, vers la commissure droite, était pédiculée. Son volume était celui d'une poire ordinaire, dont elle avait, du reste, à peu près l'aspect.

Nous examinons très-attentivement ce néoplasme *par le toucher*, *l'examen au spéculum*, et, comme l'opération nous parut favorable, nous résolûmes de l'enlever avec l'écraseur dans le courant de la semaine.

Malheureusement peu après la malade était prise de péritonite aiguë généralisée et succombait dans les quarante-huit heures.

L'autopsie n'a pu être faite.

Obs. VI. — Fistule vésico-vaginale. Inflammation de la trompe droite. Péritonite aiguë généralisée après un examen au spéculum. Mort.

M... Louise, âgée de 25 ans, célibataire, est entrée dans le service de M. Richet à l'Hôtel-Dieu, salle Saint-Charles, lit n° 9, le 24 mars 1875, pour se faire traiter d'une fistule vésico-vaginale consécutive à un accouchement.

A 17 ans, première menstruation; les règles abondantes, colorées, duraient trois jours et réapparaissaient toutes les trois semaines. Elles n'étaient précédées d'aucun écoulement en blanc ni de coliques.

En 1874, grossesse. Après deux jours de travail, un médecin fut appelé; il constata une présentation de l'épaule, et le 7 janvier, à 10 heures, il fit la version. L'enfant mâle vint mort. Il y avait une adhérence du placenta, et l'on fut obligé de faire la délivrance artificielle.

Dès le lendemain les urines commencèrent à couler par le vagin. Deux mois après sur les conseils de son médecin, elle se décida à rentrer à l'Hôtel-Dieu pour se faire opérer.

Le 26 mars, à la visite du matin, on examine attentivement cette femme; son état est le suivant:

Elle est amaigrie, anémiée. Sauf les troubles du côté des voies urinaires, toutes les fonctions s'accomplissent régulièrement.

Dans le décubitus dorsal ou assise, si la malade rapproche les cuisses et reste immobile, elle peut garder ses urines pendant un quart d'heure. Au moindre mouvement et dans toute autre situation, l'incontinence apparaît. Si la malade veut uriner, presque tout le liquide sort par le vagin, quelques gouttes seules par l'urèthre.

Tout le pourtour de la vulve, le périnée, la marge de l'anus, le sillon interfessier, les fesses, les cuisses à leur partie supérieure sont douloureux, rouges, dépourvus en certains points d'épiderme.

On y voit, régulièrement distribuées, des saillies condylomateuses, dont quelques-unes sont ulcérées à leur centre. Les petites lèvres sont granuleuses ; la grande lèvre droite est œdématiée.

Le toucher vaginal n'est pas douloureux ; il fait constater une disposition infundibuliforme du vagin qui va en diminuant de largeur. Sa longueur est normale. La lèvre antérieure du col de l'utérus est saine, ainsi que le reste du col et les culs-de-sac ; mais à un centimètre au-dessous du museau de tanche on trouve une ouverture faisant communiquer la vessie et le vagin. La muqueuse vésicale fait hernie à travers cet orifice qui a à peu près les diamètres d'une pièce de 50 centimes.

M. le professeur Richet fait alors placer la femme d'abord sur le côté, la jambe inférieure étendue, la jambe supérieure relevée et fléchie, puis appuyée sur les coudes et les genoux, l'abdomen soutenu par des oreillers. *L'application du spéculum de Sims*, dans ces diverses positions, nous aide à préciser notre diagnostic sur la nature, le diamètre de la fistule, l'état des parties avoisinantes. Nous avons affaire à cette variété de fistule décrite sous le nom de fistule vésico-vaginale. Elle est circulaire, à bords calleux, déchiquetés.

Une sonde introduite dans l'urèthre arrive aisément dans la vessie. La longueur, la direction, le calibre de ce canal ne sont pas changés, mais le bec de la sonde rencontre vite les parois vésicales et se meut manifestement dans une cavité rétrécie,

Le palper et la percussion abdominale, *le toucher vaginal* ne nous donnant pas un compte assez exact de la situation de l'utérus, *nous pratiquons le toucher rectal.* L'utérus immobilisé est en rétroversion, mais le cul-de-sac utéro-rectal n'est le siége d'aucune tumeur et n'est pas douloureux.

De cet examen approfondi, nous concluons : 1° que nous sommes en présence d'une fistule vésico-vaginale à bords rigides, calleux, occupant une partie du bas-fond de la vessie; 2° que l'urèthre est intact, mais la vessie rétrécie ; 3° que l'utérus est immobilisé, et en rétroflexion. Comme dernier détail, ajoutons que les règles n'ont pas reparu depuis l'accouchement.

Le soir douleurs abdominales assez vives dans le flanc droit.

Le 27. Frisson violent dans la soirée, le ventre se ballonne, devient très-douloureux. Pouls à 120. T. 40°,2. Facies grippé. Dans la nuit de 27 au 28, plusieurs vomissements bilieux. 10 sangsues sur l'abdomen, cataplasmes laudanisés. Eau de seltz glacée.

Malgré les soins les plus attentifs, la malade s'affaiblit rapidement, et le 28 à 2 heures du soir elle succombait avec tous les symptômes d'une péritonite suraiguë généralisée.

Autopsie, trente-six heures après la mort. — La rigidité cadavérique est peu prononcée ; le ventre est aussi volumineux que pendant la vie.

Rien dans le cerveau, rétrécissement aortique, un peu de sérosité citrine dans les plèvres et dans le péricarde, quelques ganglions thoraciques mélaniques. Péritonite généralisée, mais sans fausses membranes. Le péritoine sus-ombilical et sus-pelvien est injecté, poisseux. Le mésentère est le siége d'un pointillé noirâtre très-fin. Les ganglions mésentériques sont tuméfiés, ramollis, et vers le bord adhérent du mésentère, quelques-uns contiennent du pus.

L'utérus est hypertrophié ; le corps est fléchi en arrière sur le col. Ses faces et ses bords, à l'exception du bord droit, sont libres de toute adhérence.

La trompe gauche et l'ovaire gauche sont sains.

L'ovaire droit est sain aussi. La trompe droite est dilatée, déformée ; sa muqueuse est injectée, hypertrophiée. Elle contient un liquide visqueux, filant, jaunâtre. Le pavillon est évasé outre mesure ; quelques-unes des franges sont ulcérées et détruites. La pression de la trompe fait sourdre quelques gouttes de pus.

Dans le cul-de-sac recto-utérin, à droite, et vers le ligament de Douglas, du même côté, on trouve un pus analogue à celui que contenait la trompe.

A côté, vers le bas-fond de la vessie, il existe des adhérences entre les dernières circonvolutions de l'intestin grêle et le rectum. Elles limitent une cavité enkystée contenant du pus semblable à celui de la trompe. Aucune lésion dans les autres organes.

M. Verneuil (De la léthalité des fistules vésico-vaginales), résume cette longue observation et la fait suivre des réflexions suivantes : « M. Richet pense que l'examen au spéculum a déterminé ici une sorte d'érysipèle interne. Il n'est pas sans intérêt de noter que la malade, dans les mois précédents, avait été trois fois atteinte d'érysipèle spontané parti de la vulve irritée par l'écoulement incessant de l'urine, et qu'enfin, au moment où arriva la terminaison mortelle, l'état sanitaire de la salle était détestable. Le milieu et la constitution du sujet ont donc contribué simultanément à la catastrophe. »

M. Verneuil rapporte ensuite le fait suivant, arrivé dans son service, et qui lui fit craindre un accident semblable :

Obs. VII. — Fistule vésico-vaginale. Exploration. Accidents. Guérison.

B..., jeune femme de Calais, me fut adressée par le Dr Devos, pour une fistule vésico-vaginale de petite dimension, consécutive à un accouchement laborieux remontant à quelques mois.

L'opération fut faite le 9 juillet 1876 à l'hôpital de la Pitié ; elle ne présenta point de difficultés. Sept points de sutures, suites bénignes, le neuvième jour enlèvement des fils, la malade allait bien et urinait toutes les trois heures sans être mouillée.

Mais lorsque B... se leva, un léger suintement reparut dès que les urines étaient gardées plus d'une heure. En outre, à la suite d'un purgatif, des matières fécales apparurent dans le vagin, révélant l'existence d'une communication recto-vaginale qui n'avait jusqu'alors été soupçonnée ni par la patiente, ni par son médecin, ni par moi.

A la fin de juillet nous procédons à un examen minutieux pour nous assurer de l'état des parties. Nous constatons d'abord l'insuccès du dernier point de suture placé à l'extrémité droite de la fistule. Il existe là un pertuis très-fin qui laisse échapper l'urine. Nous cherchons ensuite sur la paroi vaginale postérieure la communication avec le rectum, mais nous ne pouvons la découvrir.

Nous ne trouvons qu'un trajet étroit, très-oblique, long de 3 cent. 1[2, admettant seulement un stylet de trousse, lequel n'arrive pas jusque dans la cavité de l'intestin.

L'exploration n'avait pas été douloureuse, mais avait duré vingt minutes. La malade regagna son lit. Une demi-heure après survint un frisson violent et prolongé (30 minutes au moins), avec malaise extrême, nausées, douleurs de ventre.

M. Bouilly, alors mon interne, constate ces symptômes à la visite du soir : il trouve B... souffrant moins, mais abattue ; T. 39°, 3 ; la pression au niveau de l'ovaire gauche est très-pénible.

Le lendemain matin même état. Nuit mauvaise. Il y a eu un vomissement et les nausées persistent. La douleur ovarique continue avec irradiation dans les lombes et sentiment de forte courbature ; le ventre n'est point ballonné ; ses régions supérieures sont indolentes ; soif, inappétence, inquiétude. T. axillaire, 39°1.

Comme depuis longtemps les règles manquent, nous pensons qu'elles vont reparaître, provoquées sans doute par l'exploration. En conséquence nous prescrivons un lavement purgatif pour obtenir des selles qui faisaient défaut depuis trois jours, puis un lavement fortement laudanisé, boissons chaudes, cataplasmes laudanisés.

Le soir même état. T. 39°,2.

Le lendemain. T. 38°,3. Mieux général, ventre moins sensible, plus d'envie de vomir. Les règles n'ont pas reparu, mais on voit vers la commissure des lèvres un petit groupe de vésicules d'herpès.

La malade nous apprit alors que pendant notre examen au spéculum elle avait éprouvé une violente sensation de froid.

A partir de ce moment, la santé se rétablit rapidement, et les vésicules subirent en quatre jours leur évolution jusqu'à dessiccation complète.

Il nous suffira de dire en terminant qu'une seule cautérisation amena l'oblitération du point fistuleux.

M. Verneuil attribue ces accidents à un accès de fièvre herpétique survenu sous l'influence du froid. Mais l'examen au speculum n'a-t-il pas été pour quelque chose dans l'apparition des symptômes abdominaux, douleur à la pression, vomissements, etc.?

Obs. VIII (1). — Corps fibreux de l'utérus et polype utérin. Métrorrhagies abondantes. Métro-péritonite aiguë a la suite de plusieurs touchers vaginaux. (Par M. Lorey, interne.)

Mathurine R.., 34 ans, fleuriste, bonne constitution

(1) Bulletins de la Société anatomique, 1874, p. 520

entre le 15 mai, à l'hôpital Lariboisière (service de M. Millard), salle Ste-Joséphine, n° 11.

Pas de maladies antérieures, un enfant à 19 ans.

Depuis dix mois les règles sont plus abondantes, plus douloureuses et d'une durée plus longue. Il y a six mois, perte qui persista pendant 15 jours. Depuis cette époque quatre pertes nouvelles. La malade est très-faible, figure amaigrie, traits tirés. La dernière perte remonte à quatre jours, pouls petit, filiforme, c'est le pouls de l'anémie. P. 36°; T. 38°,6. —Ventre ballonné, douloureux surtout à la partie inférieure. A ce niveau on sent, à la palpation, une tumeur arrondie, occupant la ligne médiane, et qu'on reconnaît, après examen, pour le fond de l'utérus très-développé. Constipation opiniâtre depuis six mois, mais depuis deux jours un peu de diarrhée noirâtre et fétide. — Miction douloureuse et difficile. Quelques vomissements depuis hier.

Le toucher vaginal permet de constater l'état libre des culs-de-sac. Le col a un volume considérable; il fait corps avec le corps de l'utérus; il est dur, résistant, immobile; son orifice est petit.

Tout en admettant l'existence probable d'un corps fibreux, on diagnostique une métrite chronique avec poussée aiguë de métro-péritonite.

17 mai. Un vomissement pendant la nuit. Ventre gonflé, tendu, plus douloureux; langue blanche, très-chargée. — Pas de diarrhée. Matin. P. 88; T. 37°. Soir : P. 100; T. 38°,2.

18. Vomissements alimentaires pendant toute la journée d'hier et la nuit. Ventre très-tendu, surtout douloureux à droite; langue sèche, soif vive; un peu de

hoquet ; pas de vomissements depuis le matin ; pas de diarrhée ; la métrorrhagie a cessé. — Matin : P. 92 : T. 36°,4. Soir : P. 104 ; T. 38°,2. Vésicatoire à droite. Glace, opium.

19. Les vomissements persistent. Matin : P. 92 ; T. 37°,2. Soir : P. 100 ; T. 37°,6.

20. Vomissements porracés ; pas de selles depuis quatre jours.

21. Ni hoquet, ni vomissements. Peu de selles. Pouls filiforme.

22, 23, 24. T. au-dessous de 37° ; la malade est très-faible.

26. Pouls filiforme à 84, vomissements porracés peu abondants.

Diarrhée ; langue sèche, fendillée ; ventre déprimé depuis hier ; les anses intestinales dilatées font saillie sous la paroi abdominale. Un quart de lavement laudanisé ; glace, gelée de viande ; potion avec 40 grammes de cognac.

1er juin. — Même situation depuis 9 jours. — Pouls petit à 80, vomissements, diarrhée.

3, 5, 7. La situation s'aggrave progressivement ; maigreur, altération de la voix ; muguet.

8. Mort dans la nuit.

Autopsie. — Adhérences des parois abdominales aux anses intestinales, foyers purulents devenant plus nombreux à mesure qu'on se rapproche du petit bassin, tellement que les ligaments larges et l'utérus sont baignés par le pus.

L'utérus à 17 cent. de hauteur et 11 de largeur ; il est doublé de la séreuse péritonéale très-épaissie.

Entre l'utérus et le péritoine, on trouve une quantité notable d'abcès, contenant un pus bien lié.

Une coupe verticale de l'utérus fait découvrir dans son parenchyme un corps fibreux de la grosseur d'une noix. La cavité de l'utérus est occupée par le pédicule d'un polype fibreux qui a franchi l'orifice interne du col et qui est venu se développer dans la cavité même de ce dernier, laquelle offre un diamètre de 9 cent.

Ce polype adhère par son pédicule à la partie la plus supérieure de la paroi postérieure de l'utérus, et il est entouré par la muqueuse utérine refoulée et présentant de nombreux vaisseaux.

Les deux trompes sont remplies de pus et fort dilatées. Rien dans le thorax, qu'une pleurésie sèche, probablement ancienne.

Réflexions du présentateur. — En somme nous avions affaire à une péritonite aiguë, consécutive à une métrite aiguë, conséquence du développement du corps et du polype fibreux que nous avons trouvés à l'autopsie.

Ce fait est intéressant, car ce sont en général les corps fibreux sous-péritonéaux qui déterminent les accidents qui ont amené la mort de cette malade, et ici ils font absolument défaut. A son arrivée à l'hôpital, *la malade s'est plaint d'avoir subi le toucher vaginal un certain nombre de fois* et elle attribuait à cette circonstance l'aggravation de son mal.

Obs. IX (1). — Polype fibreux utérin. Rupture spontanée d'un kyste suppuré de l'ovaire dans le péritoine, avant l'opération (par M. Nepveu.

Femme Faury, entrée le 18 février 1869, dans le service de M. Verneuil, à Lariboisière, pour un polype fibreux volumineux de l'utérus.

M. Verneuil *pratiqua le toucher le jour même de son entrée*, et, voyant que la tumeur était trop volumineuse pour y jeter une chaîne d'écraseur sur le pédicule, il se prononça pour l'expectation, dans l'espoir que le polype descendrait un peu plus et se pédiculiserait davantage. Les jours suivants légères douleurs, apyrexie complète. — Prescription, extrait thébaïque, 0,05.

Le 23, éclatent tous les symptômes d'une péritonite, douleurs, chaleur à la peau, pouls à 115, vomissements bilieux. Prescription, cataplasmes, extrait thébaïque, boissons acidules.

24. Les douleurs se généralisent.

25. Abattement, rétention d'urine. A partir de ce moment les accidents vont croissant et la mort arrive le 1er mars.

Autopsie quarante-huit heures après la mort. Le petit bassin est rempli de pus. L'ovaire droit forme une masse assez dure qu'on retrouve par le toucher au milieu de kystes séreux. La trompe est nettement dilatée et forme un kyste séreux assez volumineux; autour de son pavillon se trouvent deux ou trois petits kystes. A gauche la trompe est encore plus nettement dessinée, remplie

(1) Bulletins de la Société anatomique, 1869, p. 141. (M. Nepveu.)

de pus et soudée à son extrémité externe à un vaste kyste de la grosseur du poing. Ce kyste, au moment de l'autopsie, était flasque, revenu sur lui-même; il laissait voir encore une assez grande quantité de pus, et sur le côté externe une perforation de la largeur d'une pièce de 50 centimes. Deux points ramollis menaçant de s'ouvrir se trouvaient à l'insertion de la trompe et sur l'utérus.

Utérus volumineux, parois épaisses de 2 centimètres.

Le polype s'insère à la face antérieure et au bord droit dans toute l'étendue du col. Pédicule de 4 centimètres de diamètre sur une longueur de 6 centimètres.

M. Verneuil dit que c'est un cas intéressant où la coïncidence d'une métro-péritonite, survenue par l'inflammation d'un kyste tubo-ovarien, aurait pu être imputée à l'opération, s'il avait opéré.

M. Nepveu demande si le toucher n'y est pas pour quelque chose.

Obs. X (1). — Métrite parenchymateuse avec rétroflexion. Tentative infructueuse d'introduction d'un pessaire en gomme élastique dans le vagin. Péritonite. Mort.

Une femme de 40 ans, après sept couches et deux fausses couches, a eu, à sa dernière, une perte sanguine et probablement des accidents inflammatoires

(1) Aran. Leçons cliniques sur les maladies de l'utérus.

du côté du petit bassin. Depuis cette époque, elle souffre du bas ventre et des reins.

En même temps signes évidents de tuberculose pulmonaire.

On constate un abaissemcnt considérable de l'utérus ; col dur, rugueux. Corps recourbé et renflé en arrière, adhérent du côté gauche. Col rouge, ulcéré.

Pendant son séjour à l'hôpital, la malade est traitée par des bains, des cataplasmes émollients, des injections légèrement astringentes, quelques pansements avec la teinture d'iode et l'amidon, l'application d'un vésicatoire sur le col.

Le 4 août on essaye d'introduire un pessaire en gomme élastique ; mais il est imposible de trouver derrière le col, dans le cul-de-sac, un espace suffisant pour loger la partie saillante du pessaire.

Depuis cette tentative, la malade est plus souffrante. Quelques jours après, douleurs vives dans le ventre, diarrhée, crampes, envies de vomir, face grippée, pouls misérable. Tous ces signes ne permettent pas de mettre en doute l'existence d'une péritonite à laquelle bientôt la malade succombe.

Autopsie. — Péritonite généralisée. Utérus légèrement recourbé en arrière par son fond. Un peu de pus dans le cul-de-sac utéro-vésical. Tout le péritoine qui tapisse l'utérus est vivement injecté ; fausses membranes dans le cul-de-sac recto-utérin. Le péritoine qui revêt les deux ovaires est aussi vivement injecté.

L'utérus est volumineux, ses parois épaisses, son tissu médiocrement injecté.

Les deux ovaires légèrement hypertrophiés. Le tissu cellulaire qui entoure le col de l'utérus dans l'espace compris entre l'insertion du vagin et le péritoine, est manifestement épaissi et moins souple qu'à l'état normal.

Tubercules crétacés à droite, cavernes à gauche.

Obs. XI (1). — Polype de l'utérus. Examen au spéculum. Toucher avec le doigt. Péritonite. Mort.

M. Verneuil fait voir à la Société anatomique un polype de l'utérus recueilli chez une femme morte de péritonite à l'âge de 49 ans.

Examinée avec le spéculum américain le lundi 22 avril, soumise au toucher avec le doigt par le présentateur seul, elle était prise de péritonite dès le lendemain 23, et succombait le 24.

A l'autopsie il a été trouvé un litre de pus au moins dans le petit bassin.

Ce fait inspire au savant présentateur les remarques suivantes, corroborées par des faits semblables ou analogues.

« L'exploration par le toucher vaginal simple peut être dangereuse.

Obs. XII.

« J'ai vu chez une femme atteinte d'un polype utérin de petit volume, examinée au toucher vaginal, survenir une péritonite qui a guéri.

(1) Société anatomique, avril 1872, p. 190.

OBS. XIII.

« Une seconde malade insiste pour qu'on la débarrasse d'un polype. L'opération est remise après toucher vaginal et la malade succombe à une péritonite généralisée.

« Une troisième malade, portant un polype ulcéré, est touchée une seule fois, examinée au speculum américain le lendemain ; elle succombe trois jours après à une péritonite généralisée. Le bassin contenait un litre de pus environ. Dans les deux cas suivis de mort, les polypes étaient ulcérés.

« Si le toucher parait dangereux dans certains cas, faut-il le rendre responsable des accidents signalés ? Non, sans doute. Ceux-ci peuvent s'expliquer par une érosion faite dans le toucher, si réservé qu'il soit et l'absorption des produits septiques des surfaces ulcérées. »

M. Verneuil invoque à l'appui de son opinion le fait suivant :

« Une femme est débarrassée, à l'aide de l'écraseur linéaire, d'un polype de la cavité utérine à surface putrilagineuse ; elle guérit. Deux jours plus tard, une femme robuste est opérée en ville, avec le même écraseur, dans un appartement salubre, d'un petit polype ; elle succombe quatre ou cinq jours après. La seule explication qui puisse être donnée, c'est que l'instrument a pu pratiquer une inoculation des produits septiques de la première opérée.

« Avant d'opérer dans les cas de polype ulcéré, il est prudent de faire des injections détersives.

« En résumé une exploration vaginale simple a tué deux malades et failli en enlever une troisième sans que l'art chirurgical puisse en être rendu responsables. »

Obs. XIV

Dans un cas communiqué par M. Poncet et observé dans le service de M. Ollier, une femme atteinte de fistule vésico-vaginale fut prise de péritonite quelques heures après un examen au spéculum, et succomba le lendemain de l'exploration.

L'autopsie ne put être faite.

Obs. XV (1).

Cas de MM. Brouardel et Martin, chez M. Gosselin à la Pitié : Le simple toucher, chez une femme de 42 ans, est suivi de mort au bout de trente-six heures.

A l'autopsie on trouva du pus dans les deux trompes dilatées.

(1) Gazette des hôpitaux, 1873, p. 114.

ETUDE ANALYTIQUE DES OBSERVATIONS.

Les accidents dont nous nous occupons sont des faits exceptionnels, nous l'avouons, et le nombre de nos observations est bien minime relativement à la quantité de femmes explorées chaque jour dans les hôpitaux ou ailleurs. Cependant ces cas sont, croyons-nous, moins rares que ne doit le laisser supposer cette disproportion.

En effet, avant que l'attention eût été appelée de ce côté, les observations n'ont pas été prises, et plus d'un médecin nous a dit avoir observé des faits de ce genre dont le souvenir était trop vague pour nous permettre de reconstituer une observation. Une femme affectée d'une métrite du col, d'un polype, d'un corps fibreux de l'utérus était prise de péritonite dans le cours du traitement, songeait-on à voir dans un simple toucher ou un examen au speculum la cause occasionnelle de l'accident? Cela n'est guère probable, surtout si l'exploration avait été plusieurs fois auparavant pratiquée impunément. Aussi, voyons-nous toutes nos observations dater d'un petit nombre d'années.

C'est à mesure que quelques chirurgiens, et entre autres M. Verneuil, signalaient la possibilité d'accidents graves à la suite des manœuvres les plus simples pratiquées sur le col de l'utérus, que de nouveaux faits venaient s'ajouter à ceux qu'ont relatés ces auteurs.

Néanmoins nous allons comparer nos quelques observations au triple point de vue des conditions dans lesquelles se trouvaient les malades avant l'exploration, des symptômes qu'elles ont présentés ensuite, et des lésions trouvées à l'autopsie.

Antécédents. — Remarquons d'abord que la plupart de nos malades étaient affectées de tumeurs utérines. En effet, sur les 14 cas dont le diagnostic est connu, nous trouvons six polypes, un myôme, un corps fibreux, un cancer.

Les autres malades étaient atteintes, deux de métrite, trois de fistule vésico-vaginale.

Quelques-unes de nos observations font mention d'une affection utérine ou périutérine antérieure à l'époque des accidents, cependant dans la grande majorité des cas, les malades entraient pour la première fois à l'hôpital, et n'avaient été atteintes d'aucune affection pelvienne antérieure à celle pour laquelle a été pratiquée l'exploration.

Enfin, au moment où est survenue la péritonite, beaucoup étaient sujettes depuis longtemps à des métrorrhagies abondantes, et par suite très-anémiées.

Cette remarque aura son importance, quand nous nous occuperons de la pathogénie. Nous essaierons de montrer que ces conditions générales, cette question de terrain nous paraît devoir jouer, dans la production des accidents, un rôle assez important.

Symptômes. — Un fait ressort nettement de la plupart des observations que nous avons rapportées, c'est la durée à peu près uniforme de l'incubation. Les premiers symptômes alarmants apparaissent en effet presque toujours *quelques heures* après l'exploration.

Le peu de cas faisant exception à cette règle ont présenté également un ensemble de symptômes un peu différent et une autre marche, et nous verrons qu'en effet tous les faits cités ne doivent pas être rangés dans un même cadre au point de vue de leur étiologie.

Le premier phénomène insolite est habituellement un *frisson* violent, puis viennent des *douleurs* abdominales plus ou moins vives et des *nausées*. Cependant les symptômes n'ont pas toujours suivi rigoureusement cet ordre, et parfois c'est la douleur de ventre qui a débuté, douleur s'exaspérant par la pression.

La *fièvre* s'allume ; elle est intense. Le *pouls* est petit et fréquent, la *température* monte à 39 et 40°. La malade *vomit*, le ventre se ballonne ; la langue est sèche, la soif vive, le *facies* est grippé, anxieux ; les *vomissements porracés* deviennent presque continuels ; à tous ces symptômes viennent s'ajouter quelques phénomènes cérébraux, tels que le délire, et la malade est emportée généralement en trente-six ou quarante-huit heures. Tel est le cycle le plus habituellement parcouru.

Tous les cas, évidemment, n'ont pas présenté cet effrayant cortége, et, parmi nos malades, deux ont guéri. Il est fort probable même que si l'attention eût été portée depuis longtemps sur la possibilité de ces accidents, nous posséderions un certain nombre d'observations de faits analogues, présentant des symptômes plus légers, plus fugaces, mais rappelant par la rapidité de leur évolution ceux que nous venons d'étudier.

Nous trouvons d'autres cas, plus rares, dans lesquels la marche a été relativement lente ; telle est, par exemple, l'observation VIII.

Le début a été moins net, les phénomènes généraux n'ont pas dominé la scène pathologique comme nous l'avons vu dans les autres observations, et les symptômes de péritonite étaient plus marqués. Chez ces malades il existait, au moment de l'exploration, un état inflammatoire subaigu ; et, nous l'avons déjà dit, nous ne croyons pas devoir ranger les faits de ce genre dans la même catégorie que les précédents.

Anatomie pathologique. — Malheureusement un certain nombre de nos observations sont fort incomplètes au point de vue de l'anatomie pathologique, et dans quelques-unes même l'autopsie n'a pu être faite. Cependant celles que nous connaissons nous permettent de résumer brièvement ainsi les lésions observées.

Dans presque tous les cas, on a trouvé du pus en plus ou moins grande quantité dans le petit bassin ; dans l'observation II, très-remarquable, qui seule fait exception, le petit bassin ne contenait que 4 à 500 gr. d'un liquide séro-sanguinolent.

Dans quelques cas, le péritoine présentait des adhérences et des fausses membranes, mais assez souvent aussi ces lésions faisaient défaut.

L'utérus était à peu près toujours hypertrophié, sa muqueuse quelquefois épaissie, très-vasculaire, le col ulcéré dans quelques cas.

Assez fréquemment les trompes contenaient du pus, une fois la trompe droite était perforée, mais parfois aussi on les a trouvées absolument saines.

Les ovaires étaient généralement sains. Dans un cas (observation IX,de M. Nepveu) l'un d'eux présentait un kyste suppuré.

On s'étonnera peut-être de ne trouver dans notre thèse aucune observation d'accidents survenus à la suite d'injections vaginales.

Ces observations existent, en effet, et en assez grand nombre. M. Richet (1) en cite deux dans son Anatomie chirurgicale ; la thèse de M. Leteinturier en contient plusieurs ; mais pour nous ces accidents diffèrent complètement de ceux dont nous nous sommes occupé, et il nous eût fallu en faire une étude à part. Ils diffèrent et par leur début, et par leurs symptômes et par leur marche, et par leur moindre gravité.

En effet, tandis que *toujours*, dans les cas que nous avons cités, les premiers symptômes apparaissent quelque temps, quelques heures après l'exploration , les accidents produits par une injection vaginale éclatent *immédiatement*, souvent même avant que l'injection ne soit terminée. Il y a peu de phénomènes généraux, la maladie se bornant quelquefois à de violentes douleurs *limitées* dans telle ou telle partie de l'abdomen, douleurs qui se dissipent souvent en quelques jours. D'autres fois une péritonite se développe, mais elle ne se montre pas généralisée d'emblée et avec ce carac-

(1) Richet. Anatomie chirurgicale, 2e édition, p. 808.

tère grave, infectieux, qu'elle revêt dans nos observations.

Enfin, le plus souvent, après un temps plus ou moins long, les malades ont guéri.

Nous croyons donc à une étiologie toute différente pour ces accidents ; sont-ils dus à la pénétration du liquide dans le péritoine ? à une irritation par action réflexe ? nous l'ignorons, et comme nous avions surtout en vue, dans cette étude, d'appeler l'attention sur la possibilité de complications graves à la suite de l'*exploration* vaginale dans certaines conditions, nous les avons laissés de côté.

PATHOGÉNIE.

Si nous cherchons à nous rendre compte du mécanisme de ces accidents, nous voyons, d'après l'étude des observations, qu'ils sont survenus dans des circonstances déterminées, chez des malades placées à peu près dans les mêmes conditions, et que, la plupart du temps, ils ont eu la même évolution. Un premier point que nous désirons mettre en relief est celui-ci :

Le toucher vaginal, les moyens d'exploration, habituellement mis en usage pour l'examen du col de l'utérus, n'ont été le plus habituellement suivis d'accidents que chez des femmes atteintes antérieurement de lésions de l'utérus ou de ses annexes. On peut nous faire observer que, s'il en est ainsi, c'est que de tels examens ne sont pratiqués que sur des femmes offrant des lésions péri ou intra-utérines. C'est là, en effet, une explication qui a sa raison d'être. Nous dirons cependant que si le traumatisme seul devait être invoqué comme cause des accidents survenus, on pourrait, à bon droit, s'étonner de ne pas voir des complications du même ordre apparaître après des excès génésiques, par exemple. La péritonite ne saurait, pour nous, être attribuée au refoulement, au déplacement de l'utérus, et nous devons faire intervenir un autre facteur qui nous semble d'une importance capitale.

Il résulte, en effet, de l'analyse des observations que

dans tous les cas, les manœuvres mises en usage ont été véritablement des manœuvres de douceur, et c'est là un fait qui avait frappé tous les chirurgiens témoins de telles complications. Il ne leur a pas paru possible, ainsi que nous l'avons dit déjà, d'établir une filiation, une relation directe de cause à effet, entre leur investigation mécanique et l'apparition parfois foudroyante de la péritonite.

Le frisson, les vomissements, la mort, dans quelques cas d'une rapidité extraordinaire, font naître dans l'esprit l'idée d'une infection, d'un empoisonnement, tel que le produit la résorption de matières septiques.

Avant d'aller plus loin, nous devons établir deux catégories bien nettes parmi les femmes qui font le sujet de nos observations.

Dans la première catégorie se placent les quelques observations que nous avons recueillies, où, l'autopsie ayant pu être faite, il existait du côté des trompes, par exemple, des phénomènes inflammatoires chroniques avec abcès enkystés, dont le pus n'était isolé de la cavité péritonéale que par une paroi mince pouvant faire redouter une perforation.

A l'autopsie on a trouvé une déchirure de la poche, et la péritonite purulente qui a emporté la malade a été, à n'en pas douter, produite par l'issue du pus dans la cavité abdominale. Il s'est passé là ce que l'on voit se produire lorsque la séreuse péritonéale est en contact avec un liquide irritant. On connaît la rapidité et la gravité des péritonites produites par l'épanchement de matières stercorales, de la bile, de l'urine, etc. La rupture d'un abcès produit à un degré moindre des phénomènes analogues, et nous avons, dans l'action nocive du pus sur le péritoine, la clef des accidents survenus. Il n'y a pas eu certainement simple coïncidence entre l'exploration et la rupture de l'abcès ; mais nous ne pouvons pas davantage mettre en cause le traumatisme léger sur l'insignifiance duquel nous avons déjà insisté.

Dans les observations auxquelles nous faisons allusion, la péritonite n'est survenue que quelques heures après l'examen, et nous savons que lors d'un épanchement de liquide irritant dans la cavité abdominale les accidents inflammatoires apparaissent immédiatement. Il est donc probable que la rupture de la poche, que l'issue du pus, doivent être attribuées à une cause différente.

L'utérus et ses annexes, l'ovaire, la trompe, les ligaments larges, forment un tout, et ces différents organes ont entre eux une solidarité qui nous semble tout aussi indéniable au point de vue pathologique que physiologique. Une circulation, une innervation presque communes peuvent expliquer ces relations intimes d'organes qui, au premier abord, semblent isolés. Les recherches du professeur Rouget n'ont-elles pas, en outre, établi la présence, dans les annexes de l'utérus, de fibres lisses, d'artères hélicines ; en un mot, n'ont-elles pas démontré qu'il existe là un vaste système érectile, formé par l'utérus et ses annexes ?

D'autre part, l'anatomie pathologique nous montre que rarement les affections inflammatoires chroniques restent localisées à tel ou tel organe. Ne sont-ce pas là tout autant de considérations qui permettent, dans une certaine mesure, de comprendre la genèse des accidents dont nous avons parlé.

Il existe un foyer inflammatoire ancien, limité, il est vrai, qui est une cause d'irritation pour les organes avoisinants, et son indépendance toute relative rend compte des altérations qu'il peut subir par le fait de troubles survenus dans les tissus qui ont avec lui une étroite solidarité.

A la suite d'un toucher vaginal, d'un examen au spéculum, etc., la vascularité de l'utérus peut être modifiée par action vaso-motrice ; ces troubles circulatoires peuvent retentir sur les organes voisins malades, riches en fibres lisses et en vaisseaux, et déterminer une exacerbation des phénomènes inflammatoires, par suite la rupture de l'abcès.

En outre, on comprend que l'exploration qui paraît la plus innocente puisse, dans des cas impossibles à déterminer, être le point de départ d'accidents presque analogues, mais différant par leur moindre gravité. Il peut en effet ne pas exister un abcès des annexes, et, par suite, il n'est pas possible d'invoquer l'issue du pus dans le péritoine. Il s'agit alors d'une recrudescence de phénomènes inflammatoires qui étaient à l'état subaigu et qui ont pu prendre une forme aiguë et déterminer des phénomènes de voisinage, à savoir la péritonite. Souvent, en effet, sans cause appréciable, les inflammations anciennes du petit bassin, les pelvi-péritonites depuis longtemps existantes prennent une marche aiguë ; *à fortiori*, peut-on voir des phénomènes douloureux se produire après une exploration qui, eu égard à l'état de la malade, a été un véritable coup de fouet pour ce foyer inflammatoire latent. C'est dans ces cas plus favorables qu'on voit assez fréquemment des malades guérir.

Mais, dans la majorité de nos observations, la marche est toute différente ; c'est une péritonite rapidement mortelle, foudroyante, qui se développe après les mêmes manœuvres. Nous devons insister sur cette seconde catégorie d'accidents.

Il ressort naturellement de nos observations que, dans de pareils faits, la lésion occupait l'utérus lui-même, ses parois ; le plus habituellement, il s'agissait de tumeurs fibreuses plus ou moins pédiculées, et dans quelques cas (obs. II de myome), ayant amené des modifications considérables dans la structure de l'utérus.

Les tumeurs développées dans cet organe déterminent une hypertrophie plus ou moins notable du tissu utérin. Mais, en dehors de cette hypertrophie due à une hypergenèse et à une augmentation de volume des fibres musculaires existantes, on voit, phénomène presque corrélatif, la vascularité augmenter ; les veines sont volumineuses, gorgées de sang, formant de larges vacuoles, des lacs sanguins, et l'utérus subit dans sa structure des modifications comparables à celles de la grossesse. Les vaisseaux restent béants à la coupe comme les sinus utérins, et la fréquence des métrorrhagies, chez les femmes atteintes de polypes même petits, nous fournit la preuve clinique de ce que nous avançons.

Ces hémorrhagies amènent les malades à un degré

d'anémie qui les place dans des conditions défavorables pour résister aux accidents. C'est un fait connu que les malades exsangues sont plus disposés à la septicémie.

C'est quelques heures après l'exploration que sont survenus des phénomènes d'une gravité exceptionnelle. Rien dans l'état des malades ne pouvait antérieurement faire prévoir ces complications. Et, en même temps que se produisaient des accidents locaux, tels que ballonnement du ventre, douleur vive à la pression, existaient des phénomènes généraux qui, par leur intensité, assombrissaient le pronostic.

Chez les quelques malades dont nous donnons les observations, l'ensemble des accidents rappelait de tous points ces états septicémiques suraigus où la seule explication plausible de la mort est certainement une intoxication traumatique.

Le frisson violent de début, l'altération rapide des traits, l'agitation des malades, le subdélirium, les troubles cérébraux qui apparaissent promptement, enfin tout cet ensemble symptomatologique que l'on rencontre dans ce que l'on a désigné sous le nom de gangrène septicémique, alors que la mortification ne se limite pas, mais gagne de proche en proche les tissus avoisinants, militent en faveur d'un empoisonnement aigu.

Si l'on se reporte d'autre part à quelques-unes des autopsies qui ont pu être pratiquées, on voit que les lésions locales sont insuffisantes pour expliquer la mort. La rapidité des accidents a quelquefois été telle, en effet, qu'il ne leur a pas été permis d'évoluer complètement, et l'on ne trouve pas toujours confirmés les signes de la péritonite. La purulence est parfois établie très-promptement ; mais, dans notre observation II, il n'existait d'autre signe d'inflammation péritonéale qu'un épanchement séro-sanguinolent dans le petit bassin, épanchement qu'on pouvait évaluer à un demi-litre environ. Le péritoine avait en outre perdu son poli, son brillant habituel ; mais nulle part on ne rencontrait d'adhérences, de fausses membranes.

Il s'agissait évidemment là d'un épanchement de nature inflammatoire, mais se rapprochant aussi par sa fluidité, par sa coloration, de certains épanchements des cavités closes, tels qu'on les observe chez les sujets qui ont succombé à l'infection putride. La matière colorante normale du sang abandonne aisément les globules rouges qui peuvent être détruits, et donne au liquide cette coloration particulière sanguinolente. L'examen histologique montre en effet que cette teinte ne saurait être attribuée aux éléments normaux du sang, qu'elle est due à une matière colorante qui s'y trouve en dissolution. C'est là un fait comparable à ces colorations vineuses, violacées, qui apparaissent sur les membres atteints de gangrène et qui sont le premier signe de la putréfaction.

De prime abord, il semble difficile d'établir une relation entre la péritonite et les manœuvres employées. Si l'on réfléchit cependant à ce qui se passe journellement pour certaines plaies, et si l'on considère la similitude des symptômes, on voit également que la péritonite est la manifestation de l'absorption de produits septiques.

Trois facteurs sont à considérer dans l'étude de ces accidents : la malade, le milieu et l'explorateur.

Par suite de la lésion utérine et des modifications de structure qui en sont la conséquence, l'absorption dans cet organe doit être en rapport avec sa vascularité, partant très-active. Nous savons en outre que l'utérus normal renferme de nombreux réseaux lymphatiques qui, dans l'état pathologique, jouent un rôle prédominant, ainsi que l'ont nettement établi dans ces dernières années les recherches de MM. Siredey, Lucas-Championnière, Fiouppe, etc. Ce sont là autant de bouches absorbantes, et les derniers travaux de Fridolin, de Léopold, permettent de considérer l'utérus comme une véritable éponge lymphatique.

Un poison mis en contact avec un tel tissu sera donc rapidement absorbé, et, en même temps que des phénomènes de voisinage paraitront, les phénomènes généraux, survenus tout aussi rapidement, domineront la scène pathologique. Il serait possible, même, que les accidents locaux, loin de produire les phénomènes généraux, n'en fussent que la conséquence.

Ajoutez à cette structure spéciale de l'utérus le voisinage immédiat d'une grande séreuse telle que le péritoine, et vous comprendrez que l'absorption soit encore plus hâtive.

Le péritoine dans sa totalité est immédiatement envahi, fait qui milite encore en faveur d'une péritonite septicémique plutôt que d'une péritonite traumatique par simple propagation.

Il est un autre point sur lequel nous appelons encore l'attention : nous voulons parler de l'état général de la malade au moment de l'exploration. Parfois la femme, atteinte de métrorrhagies, est plus ou moins exsangue ; elle est dans une profonde anémie, et, nous l'avons déjà fait observer, dans un tel état elle offre un terrain favorable à l'éclosion de certaines complications, de la septicémie entre autres. Ajoutons à cela des causes déprimantes de diverse nature, et nous aurons réuni bien des conditions qui sont autant de causes adjuvantes du développement de la septicémie.

Quant au milieu dans lequel est placée la malade, nous le réunirons au troisième facteur dont nous avons parlé, l'explorateur.

Les récentes discussions à l'Académie de médecine sur la fièvre traumatique, la septicémie, la pyoémie, ne laissent plus aucun doute sur l'influence pernicieuse de ce que l'on entend sous ce nom de milieu, c'est-à-dire de conditions générales hygiéniques dans lesquelles sont placés les malades.

M. le professeur Verneuil a montré l'influence des diathèses sur la marche des plaies, et en même temps il n'a cessé, ainsi que d'autres chirurgiens, d'appeler l'attention sur l'influence délétère des milieux hospitaliers. Or, presque toutes les femmes dont nous avons cité l'observation étaient soumises à l'influence de ce milieu. On trouve même dans les auteurs quelques relations d'accidents analogues à ceux que nous étudions, et sur la production desquels cette influence nous semble indéniable. Telle est la note suivante :

« M. Gueneau, dit M. Batut (1) dans sa thèse de

(1) These de Paris, 1850, p. 45.

doctorat, a vu une seule fois, à la suite d'une cautérisation au fer rouge, se développer des douleurs abdominales violentes, des vomissements bilieux répétés. La langue était sèche, le pouls fréquent, et ce qu'il ne faut pas oublier, c'est que le ventre était souple, la face non grippée. Chose remarquable, ces symptômes étaient identiques à ceux d'une autre malade qui avait subi un simple examen au speculum, et, à la même époque, il y avait dans la salle des cas nombreux de nausées, de vomissements avec douleurs abdominales. Sont-ce là les signes d'une péritonite? Je ne le pense pas, et ma croyance se raffermit d'autant plus, que je lis mes notes prises au service de M. Rolland, de Toulouse, pendant que j'étais son interne. Plusieurs malades furent atteintes, à deux ou trois jours de distance, de douleurs abdominales violentes, qui d'abord donnèrent des inquiétudes, mais qui se dissipèrent comme celles observées par M. Gueneau, dans quarante-huit heures, au plus trois jours, au moyen de bains, de quelques applications de pommade belladonnée. Les malades de M. Rolland n'avaient pas été cautérisées avec le fer rouge, mais elles étaient soumises à une visite au speculum. »

Cette note nous montre d'abord l'influence du milieu sur les malades soumises à l'exploration vaginale; elle nous fait voir ensuite que des accidents que nous croyons du même ordre que les nôtres, peuvent se présenter avec une bien moins grande gravité. On comprend en effet que, suivant la quantité de matières septiques absorbées, suivant la facilité que présente à l'absorption la surface absorbante, suivant l'état de la malade, on puisse trouver tous les degrés depuis la septicémie suraiguë jusqu'aux phénomènes les plus fugaces. Malheureusement la septicémie affecte de préférence la forme aiguë.

Nous croyons que, le plus souvent, dans les examens des organes génitaux qui sont suivis d'accidents, il y a dépôt de matières septiques à la surface d'organes absorbants. Le doigt du chirurgien. le speculum, peuvent être dans quelques cas les véhicules de ces matières septiques, mais l'intoxication peut encore se faire autrement.

On sait avec quelle facilité le sang, les matières albuminoïdes se putréfient dans les conduits naturels où ils rencontrent toutes les conditions d'air, de température, etc., favorables à cette putréfaction. Tant que ces matières septiques restent en contact avec une muqueuse non altérée ou même avec une surface ulcérée bourgeonnante, il n'y a pas d'empoisonnement, car il faut une porte d'entrée au poison; mais que le doigt ou le speculum vienne à blesser, à érailler même très-légèrement cette surface, et la porte sera ouverte à l'absorption septique.

Il ne suffit pas en effet qu'un poison soit en contact avec une plaie pour qu'il soit absorbé; il est nécessaire qu'il y ait blessure de ce foyer. Billroth s'exprime ainsi dans son Traité de pathologie externe :

« Les matières putrides ne traversent pas les surfaces bourgeonnantes bien organisées et intactes, ainsi si l'on panse une plaie bien bourgeonnante chez un chien avec de la charpie trempée dans le liquide le plus fétide, il n'y aura pas de résorption. Mais si on blesse la plaie l'absorption se fera. »

Dans un certain nombre de nos observations, les polypes ou le col de l'utérus étaient ulcérés : il est fort probable que dans ces cas l'exploration a eu pour effet de blesser l'ulcération, de détruire en un point le rempart néoplasique qu'établit la nature dans toute plaie aussitôt qu'elle est produite, et partant de permettre l'absorption des produits septiques qui, sans elle, eussent été parfaitement innocents. Mais, croyons-nous, il n'est pas indispensable qu'il y ait ulcération pour expliquer ces faits. Il est si facile en effet que, sur une muqueuse déjà malade, tendue, le plus souvent enflammée, l'ongle produise une éraillure insignifiante, mais suffisante pour permettre l'absorption. L'invasion brusque des accidents, leurs symptômes, tous leurs caractères en un mot, permettent de les comparer à ces lymphites qui apparaissent rapidement, en l'espace de quelques heures, autour d'une plaie suppurante à la suite d'un traumatisme souvent insignifiant, et que M. Verneuil a décrites le premier (1) sous le nom *d'érysipèle soudain* ou *érysipèle* par *auto-inoculation*. Deux ans après, M. Dehenne, dans le *Progrès médical*, exposa les idées de M. Verneuil à ce sujet et des observations prises dans son service.

Nous pouvons aussi, dans une certaine mesure, nous permettre un rapprochement avec ce qui se passe dans l état puerpéral. Nous savons en effet que les accidents de toute nature confondus sous le terme

(1) Séance du 24 avril, Soc. anatomique.

générique de fièvre puerpérale ont, dans nombre de cas, reconnu pour cause un toucher vaginal, une exploration pratiquée avec des instruments souillés, et le doigt du chirurgien ou de l'accoucheuse a, dans maintes circonstances, été la cause occasionnelle. Rappelons ce fait d'une sage-femme atteinte au doigt d'une ulcération qui n'avait rien de spécifique, et qui détermina des accidents puerpéraux.

Ces accidents ressemblent encore en tous points à ceux qui se développent parfois à la suite d'un toucher rectal dans les cas de rétrécissement, par exemple, et dont MM. Trélat et Delens ont parlé dans le Dictionnaire encyclopédique (1). Nous croyons que toutes ces complications sont le résultat d'une cause commune, l'introduction dans l'économie du virus septique.

(1) Article Rectum.

TRAITEMENT.

D'après ce que nous venons de dire, on voit que la question du traitement se réduit à peu près aux moyens prophylactiques.

Pour les malades de la première catégorie, quand on constatera l'existence dans l'utérus ou ses annexes d'un état inflammatoire chronique, et à plus forte raison d'un état inflammatoire aigu, il faudra se borner aux explorations strictement indispensables, et celles-ci devront être pratiquées toujours avec la plus grande douceur. Si, après avoir pris les précautions nécessaires, il se manifestait quelques signes de péritonite, on devrait ordonner le repos absolu, calmer la douleur et les accidents nerveux au moyen de préparations opiacées, entretenir la liberté du ventre au moyen de lavements émollients et prescrire des bains de siége tièdes et prolongés, des sangsues sur le ventre, employer en un mot un traitement antiphlogistique.

En second lieu il est d'un chirurgien prudent, croyons-nous, de mettre en pratique pour tout examen vaginal les précautions antiseptiques en usage pour les opérations. M. Verneuil, quand il opère un polype de l'utérus, fait faire, trois jours avant l'opération, des injections phéniquées dans le vagin et, au moment d'opérer, il fait pratiquer de nouvelles pulvérisations également phéniquées. Bien que les accidents que nous avons signalés à la suite de l'exploration vaginale soient rares, ne suffit-il pas que leur possibilité soit démontrée pour nous commander la même prudence? Les mains de l'explorateur, le speculum, en un mot tous les instruments mis en contact avec les parois vaginales ou la muqueuse du col, dans une exploration, devront être préalablement lavés à l'eau phéniquée et on devra faire au moment de l'examen, des injections détersives avec le même liquide.

Si on place dans le vagin soit un pessaire, soit un tampon, il faut recommander à la malade qui le porte de le retirer chaque jour et de se faire fréquemment des irrigations désinfectantes, car ces instruments s'imbibent de sang, de mucus et de tous les matériaux que sécrètent les tissus normaux ou pathologiques des voies génitales. Ces liquides putréfiés transforment le pessaire ou le tampon en un véritable foyer d'infection.

Les accidents une fois déclarés, le traitement se réduit à bien peu de chose; ils sont en effet le plus souvent tellement rapides que nous sommes complètement impuissants à les enrayer. Cependant quand la septicémie ne se traduit pas par cette forme aiguë, le sulfate de quinine donne de bons résultats.

Qu'il nous soit permis en terminant de faire une remarque que nous croyons utile.

La méthode antiseptique, en grand honneur aujourd'hui dans la plupart de nos hôpitaux, exige avant tout des soins de propreté minutieux. Ces soins, tout chef de service doit et peut les prendre, mais n'est-il pas regrettable que les nombreux élèves qui passent souvent après lui ne trouvent pas dans les salles les moyens de le faire? — Il y a là une lacune que nous avons cru devoir signaler.

CONCLUSIONS.

L'exploration vaginale, si souvent innocente, peut dans quelques cas être suivie d'accidents.

Ces accidents sont de deux sortes :

1° Le réveil d'une inflammation préexistante ;

2° L'intoxication septique.

Chaque fois que l'on aura constaté dans l'utérus ou, ses annexes un état inflammatoire aigu ou chronique, on devra se borner aux explorations strictement nécessaires et, dans tous les cas, les faire avec beaucoup de ménagements.

Dans toute exploration vaginale il est prudent de ne pas négliger les pratiques de la méthode antiseptique et l'on doit employer l'eau phéniquée ou autres désinfectants comme s'il s'agissait d'une opération.

Paris. A. Parent, imprimeur de la Faculté de Médecine, rue M.-le-Prince, 31.

www.ingramcontent.com/pod-product-compliance
Ingram Content Group UK Ltd.
Pitfield, Milton Keynes, MK11 3LW, UK
UKHW021500260726
13993UKWH00004B/1501

9 782329 127446